I0210281

43 Rezepte um Nierenstein vorzubeugen:

Iss smart und schütze dich vor den Schmerzen bei Nierensteinen

Von

Joe Correa CSN

COPYRIGHT

© 2017 Live Stronger Faster Inc.

Alle Rechte vorbehalten

Vervielfältigung oder Übersetzung einzelner Inhalte dieser Arbeit außer dem in Abschnitt 107 oder 108 des Urheberrechtsgesetzes der Vereinigten Staaten von 1976 erlaubten, ist ohne die Erlaubnis des Urheberrechtsinhaber rechtswidrig.

Diese Veröffentlichung ist dafür, genaue und verbindliche Informationen hinsichtlich des behandelten Themas zur Verfügung zu stellen. Es wird unter der Voraussetzung verkauft, dass weder der Autor noch der Verleger medizinische Beratung leisten. Wenn medizinischer Rat oder Hilfe benötigt wird, bitte einen Arzt konsultieren. Dieses Buch ist nur eine Hilfe und sollte nicht Ihrer Gesundheit schaden. Konsultieren Sie bitte einen Arzt bevor Sie mit diesem Ernährungsplan beginnen, um sicherzustellen, dass es für Sie passt.

DANKSAGUNG

Dieses Buch ist meinen Freunden und meiner Familie gewidmet, die leichte oder ernste Krankheiten hatten, so dass Sie eine Lösung finden und die notwendigen Veränderungen in Ihrem Leben machen.

43 Rezepte um Nierenstein vorzubeugen:

Iss smart und schütze dich vor den Schmerzen bei Nierensteinen

Von

Joe Correa CSN

INHALT

ÜBER DEN AUTOR

Nach jahrelanger Forschung glaube ich ehrlich an die positive Wirkung die richtige Ernährung auf den Körper und den Geist haben kann. Meine Kenntnis und Erfahrung haben mir geholfen, im Laufe der Jahre gesünder zu leben, was ich mit meiner Familie und Freunden geteilt habe. Je mehr Sie über gesünderes Essen und Trinken wissen, desto eher werden Sie Ihr Leben und die Essgewohnheiten ändern wollen.

Ernährung ist ein Schlüsselfaktor im Pozess für Gesundheit und ein längeres Leben - also starte noch heute. Der erste Schritt ist der wichtigste und der bedeutungsvollste.

EINFÜHRUNG

43 Rezepte um Nierenstein vorzubeugen: Iss smart und schütze dich vor den Schmerzen bei Nierensteinen

Von Joe Correa CSN

Diese Rezepte sind nicht nur lecker sondern auch voll von essentiellen Nährstoffen, die unser Körper braucht um die Bildung von Nierensteinen zu verhindern und auch um sie zu zerstören.

Die meisten Nierensteinen entstehen, wenn sich kristallbildende Substanzen wie Kalzium, Oxalat, Natrium, Phosphor und Harnsäure konzentriert im Urin befinden. Um diesen Steinförderern entgegen zu wirken, müssen verschiedene Faktoroen im Urin präsent sein, um die Steinbildung zu hemmen. Die Faktoren beinhalten: Menge an ausgeschiedenem Urin, Menge an Citrat, Magnesium, Pyrophosphat, Phytate und anderen Proteinen und Molekülen, die vom normalen Metabolismus hergeleitet werden. Diese Hemmstoffe helfen die Kristalle zu beseitigen, bevor sie sich in der Niere festsetzen und zu größeren Steinen wachsen können.

Nierensteine können durch das Trinken von viel Flüssigkeit verhindert werden. Zitrus-Getränke in der Ernährung erhöhen die Citratwerte im Körper. Citrat hilft die Bildung von Steinen zu blockieren. Zu wenig Kalzium kann den Oxalatwert ansteigen lassen und Nierensteine verursachen. Eine Ernährung reich an Kalzium ist vorteilhaft, wobei Vitamin D die Aufnahme von Kalzium fördert. Eine eiweißreiche Ernährung erhöht den Harnsäuregehalt, was eine Bildung von Nierensteinen fördert. Eine salzhaltige Ernährung sollte auch vermieden werden. Nahrungsmittel mit vielen Oxalaten und Phosphaten wie Schokolade, Kaffee und Tee sollten vermieden werden.

43 REZEPTE UM NIERENSTEIN VORZUBEUGEN: ISS SMART UND SCHÜTZE DICH VOR DEN SCHMERZEN BEI NIERENSTEINEN

1. Gefrorener Fruchtjoghurt

Joghurt ist sehr nahrhaft und eine hervorragende Quelle an Kalzium und Proteinen. Es beinhaltet auch Probiotika, die helfen das Gleichgewicht der Bakterien, die notwendig für ein gesundes Verdauungssystem sind, zu erhalten und verbessern das Immunsystem.

Zutaten:

- 125 g fettarmer Naturjoghurt
- 110 g gefrorene Erdbeeren
- 180 g gefrorene Ananas

Zubereitung:

Alle Zutaten in einen Mixer geben und vermengen. In gekühlten Gläsern anrichten und genießen!

<u>Menge pro Portion:</u>

Portion: 1 • Portionsgröße: 360 g

Kalorien: 186

Gesamtfett 1,6 g, Cholesterin 7 mg

Natrium 87 mg, Kalium 422 mg

Gesamtkohlenhydrate 34,6 g, Zucker 27,5 g

Proteine: 7,7 g

Vitamin A 3% • Vitamin C 168% • Kalzium 25% • Eisen 6%

2.   Brok-Koli angebraten

90 g Brokkoli enthält etwas mehr al 20 mg Kalzium. Er ist auch reich an Vitamin C, das bei der Leber-Entgiftung fördernd helfen kann. Brokkoli ist auch reich an Kalium, Eisen, Magnesium, Zink, Proteine, Kohlenhydrate und weitere Vitaminen.

Zutaten:

- 175 g Brokkoli
- 165 g Blumenkohl
- 90 g rote Paprika
- 100 g übriggebliebenes Hühnchen, geschnitten
- 1 EL Zwiebel, gewürfelt
- 1 EL Knoblauch, gehackt

Zubereitung:

Knoblauch bei mittlerer Hitze dünsten bis er braun ist und Zwiebeln glasig sind. Das Hühnchen zugeben und für 1 Minute rühren oder bis es gleichmäßig braun ist. Das ganze Gemüse zugeben und kochen bis der Brokkoli dunkelgrün und die rote Paprika leicht welk ist. Vom Herd nehmen und auf einen Teller geben.

Menge pro Portion:

Portion: 1 • Portionsgröße: 305 g

Kalorien: 217

Gesamtfett 4,0 g, Cholesterin 73 mg

Natrium 106 mg, Kalium 1006 mg

Gesamtkohlenhydrate 15,2 g, Zucker 5,2 g

Proteine: 30,8 g

Vitamin A 40% • Vitamin C 277% • Kalzium 8% • Eisen 13%

3.   Gebratener Pak Choi mit Garnelen

Pak Choi enthält wirkungsvolle Antioxidantien wie Vitamin C und A, und Pflanzeninhaltsstoffe wie Sulforaphan, das die Nierenfunktion wesentlich verbessert. Die Pflanzeninhaltsstoffe stimulieren entgiftende Enzyme, die helfen Prostata-, Brust- und Darmkrebs zu verhindern. Er ist reich an Ballaststoffen, Vitamin B, B1, B5, B6 und Folat.

Zutaten:

- 70 g Pak Choi (chinesischer Blätterkohl), gehackt
- 1 EL Zwiebel, gewürfelt
- 1 EL Knoblauch, gehackt
- 1 EL Olivenöl
- 80 g Garnelen, geschält und entdarmt

Zubereitung:

Knoblauch bei mittlerer Hitze dünsten bis er braun ist und Zwiebeln glasig sind. Garnelen zugeben und kochen bis sie leuchtend rosa sind. Den Pak Choi zugeben. Kochen bis der Pak Choi dunkelgrün ist. Auf einem Teller servieren und guten Appetit.

Menge pro Portion:

Portion: 1 • Portionsgröße: 103 g

Kalorien: 146

Gesamtfett 14,2 g, Cholesterin 0 mg

Natrium 47 mg, Kalium 225 mg

Gesamtkohlenhydrate 5,2 g, Zucker 1,3 g

Proteine: 1,7 g

Vitamin A 63% • Vitamin C 58% • Kalzium 9% • Eisen 4%

4.   Roter und gelber Paprika-Hühnchen-Fajita

Paprika beinhalten einen hohen Anteil an Vitamin A und C und einen sehr niedrigen Kaliumwert. Dadurch ist dieses Gemüse sehr nierenfreundlich. Am Besten ist, dass sie den Appetit anregt durch ihre Fähigkeit den Speichelfluß und die Produktion des Magensaftes anzuregen.

Zutaten:

- 200 g Hähnchenstreifen
- 1 EL Zwiebel, gewürfelt
- 45 g gelbe Paprika, gewürfelt
- 45 g rote Paprika, gewürfelt
- 2 TL Olivenöl
- 1 Päckchen Fajitas
- 1 EL Sauerrahm
- ½ TL Paprika

Zubereitung:

Zwiebeln in Olivenöl in einer Bratpfanne bei mittlerer Hitze andünsten bis sie glasig sind. Hühnchenstreifen zugeben und unter Rühren anbraten bis sie komplett durchgebraten sind oder 2-3 Minuten. Pfeffer zugeben und für eine Weile kochen. Rühren bis die Paprika etwas weicher sind. Mit Paprikapulver würzen, rühren und vom Herd nehmen.

Die Hühnchenmischung in eine separate kleine Schüssel geben und den Sauerrahm unterrühren. In die Fajitataschen geben und genießen!

Menge pro Portion:

Portion: 1 • Portionsgröße: 278 g

Kalorien: 446

Gesamtfett 18,3 g, Cholesterin 187 mg

Natrium 266 mg, Kalium 637 mg

Gesamtkohlenhydrate 4,2 g, Zucker 2,4 g

Proteine: 65,3 g

Vitamin A 33% • Vitamin C 99% • Kalzium 5% • Eisen 16%

5.   Cantaloupe-Gurken- und Mango-Smoothie

Cantaloupe-Melone ist reich an Antioxidantien, Vitamin A und C, die die weißen Blutkörperchen anregt, um das durch Nierenkrankheiten geschwächte Immunsystem zu stärken. Sie verbessert Anämie, kontrolliert Diabetes und lindert Arthritis.

Zutaten:

- 160 g Cantaloupe-Melone, gewürfelt

- 75 g Gurke, gewürfelt

- 125 g Mango, gewürfelt

- 250 g fettarmer Naturjoghurt

Zubereitung:

Alle Zutaten in einen Mixer geben. Gut verrühren und in gekühlte Gläser geben.

Menge pro Portion:

Portion: 2 • Portionsgröße: 277 g

Kalorien: 118

Gesamtfett 1,7 g, Cholesterin 7 mg

Natrium 99 mg, Kalium 533 mg

Gesamtkohlenhydrate 15,9 g, Zucker 15,2 g

Proteine: 7,8 g

Vitamin A 55% • Vitamin C 51% • Kalzium 24% • Eisen 2%

6. Hühnchen-Papaya-Suppe

Papaya ist ein Kraftpaket an diversen Nährstoffen und Vitaminen. Sie ist reich an Antioxidantien, Phytochemikalien, Vitamin A, C, B Komplex und Folate. Sie verfügt über wenig Natrium, viel Kalium und ist reich an Verdauungsenzymen.

Zutaten:

- 280 g grüne Papaya, dünn geschnitten
- 200 g Hühnchen, gemahlen
- 960 ml Hühnerbrühe
- 1 EL Zwiebel
- 1 TL Ingwer, gehackt

Zubereitung:

Zwiebeln in Olivenöl in einer Bratpfanne bei mittlerer Hitze andünsten bis sie glasig sind. Ingwer und das gemahlene Hühnchen unterrühren. Kochen bis der Ingwer dunkelgelb ist und das Hühnchen ein bißchen gekocht ist, oder für 1-2 Minuten. Hühnerbrühe und grüne Papaya zugeben. Für 5 Minuten köcheln oder bis die grüne Papaya weich ist.

Menge pro Portion:

Portion: 6 • Portionsgröße: 242 g

Kalorien: 110

Gesamtfett 3,5 g, Cholesterin 30 mg

Natrium 542 mg, Kalium 309 mg

Gesamtkohlenhydrate 6,0 g, Zucker 4,3 g

Proteine: 13,1 g

Vitamin A 10% • Vitamin C 49% • Kalzium 2% • Eisen 5%

7. Gebackene Bananenstücke

Eine Ernährung mit viel Kalzium, wenig Kalium und wenig Magnesium kann Kalzium veranlassen, bei der Nierensteinbildung beizutragen. Bananen verfügen über sehr wenig Kalzium und viel Magnesium und Kalium.

Zutaten:

- 2 Bananen, in 2 cm große Stücke schneiden
- 1 Eiweiß
- 30 g Semmelbrösel
- 265 g Honig
- Olivenöl zum Einfetten

Zubereitung:

Den Ofen auf 350°F (175°C) vorheizen.

Semmelbrösel, Honig und Eiweiß in einer Schüssel vermengen. Rühren bis es gut vermengt und schaumig ist. Jedes Bananenstück in die Mischung tauchen. Die panierte Bananenstücke auf ein gefettetes Backblech legen und für 10 Minuten backen oder bis Bananen braun sind.

Menge pro Portion:

Portion: 3 • Portionsgröße: 102 g

Kalorien: 123

Gesamtfett 0,9 g, Cholesterin 0 mg

Natrium 100 mg, Kalium 323 mg

Gesamtkohlenhydrate 26,7 g, Zucker 10,4 g

Proteine: 3,7 g

Vitamin A 1% • Vitamin C 11% • Kalzium 3% • Eisen 4%

8.   Gemischtes Gemüse mit Apfelwein-Vinaigrette

Apfelessig ist ein bekannter und effektiver Weg um Nierensteine durch seinen hohen Säuregrad

zu beseitigen, der die harten Nierensteine zerstört. Dadurch können die Steine einfach mit dem Urin ausgeschieden werden.

Zutaten:

- 60 ml Apfelessig
- 90 g Honig
- 200 ml Olivenöl
- 200 g Römersalat, einzeln verpackt
- 55 g Fetakäse

Zubereitung:

Apfelessig, Honig und Olivenöl in einer mittelgroßen Schüssel vermengen. Alle Zutaten zugeben und vermengen.

Menge pro Portion:

Portion: 4 • Portionsgröße: 143 g

Kalorien: 492

Gesamtfett 54,5 g, Cholesterin 17 mg

Natrium 213 mg, Kalium 100 mg

Gesamtkohlenhydrate 2,6 g, Zucker 1,4 g

Proteine: 2,9 g

Vitamin A 2% • Vitamin C 4% • Kalzium 9% • Eisen 9%

9.   Zitronen-Gurken-Basilikumsorbet

Zitronensaft erhöht den Säure-, Citrat- und Kaliumspiegel während es die Urinproduktion anregt ohne den Kalziumgehalt zu erhöhen und dabei die Kalzium-Kristallbildung zu vermeiden, die zu Nierensteinen werden können.

Zutaten:

- 4 frische Basilikumblätter
- 60 ml Limettensaft
- 1 Gurke, gewürfelt
- 175 g Honig
- 240 ml Wasser

Zubereitung:

Gurke in einer Küchenmaschine verrühren. Basilikum und Limettensaft zugeben. Püree mit den restlichen 120 ml Wasser machen. Dann Honig und Wasser zugeben. Mischung für 20 Minuten in den Gefrierschrank stellen oder bis es half gefroren ist. Nach 25 Minuten erneut mixen bis das Eis kristallen ist. Erneut einfrieren bis es gebraucht wird.

Menge pro Portion:

Portion: 2 • Portionsgröße: 269 g

Kalorien: 23

Gesamtfett 0,2 g, Cholesterin 0 mg

Natrium 7 mg, Kalium 222 mg

Gesamtkohlenhydrate 5,5 g, Zucker 2,5 g

Proteine: 1,0 g

Vitamin A 3% • Vitamin C 7% • Kalzium 3% • Eisen 2%

10. Löwenzahn mit gegrilltem Käsesandwich

Löwenzahn enthält hohe Dosen an Eisen, Zink, Magnesium, Phosphate und Vitamin A, C, D und B Komplex. Die Löwenzahnwurzel unterstützt die Leber- und Gallenblasenfunktion. Die Blätter haben andererseits eine leicht harntreibende Wirkung, die bei der Beseitigung von überflüssigen Produkten helfen.

Zutaten:

- 55 g Mozzarella
- 1 TL Olivenöl
- Zwiebel
- 2 Scheiben Vollkornbrot
- 20 g Löwenzahnblätter, gehackt

Zubereitung:

Olivenöl in einer Bratpfanne bei mittlerer Hitze erwäremen und das Sandwich mit Käse drauf in die Pfanne geben. Eine Lage Zwiebeln und Löwenzahnblätter draufgeben. Die Temperatur herunterdrehen und den Deckel des Sandwiches draufgeben bis der Käse geschmolzen ist. Wenn das Brot braun genug ist, das Brot wenden. Auf einen Teller geben und genießen!

Menge pro Portion:

Portion: 2 • Portionsgröße: 109 g

Kalorien: 120

Gesamtfett 3,2 g, Cholesterin 6 mg

Natrium 184 mg, Kalium 150 mg

Gesamtkohlenhydrate 16,9 g, Zucker 3,9 g

Proteine: 6,2 g

Vitamin A 1% • Vitamin C 6% • Kalzium 5% • Eisen 4%

11. Hühnchen-Schachtelhalm-Suppe mit Zwiebelgrün

Schachtelhalm ist reich an Silikonen und enthält viele Vitamine, Mineralien wie Kalium, Mangan, Magnesium und viele Spurenelemente. Es wird als harntreibendes und zusammenziehendes Mittel verwendet. Es wird zur Behandlung von Nieren- und Blasenerkrankungen verschrieben.

Zutaten:

- ¾ Tasse Schachtelhalmsprossen, gehackt
- 720 ml Gemüsebrühe
- 200 g Hühnchen, gemahlen
- 1 EL Zwiebel
- 1/8 TL Pfeffer
- 1 EL Olivenöl

Zubereitung:

Zwiebeln in Olivenöl in einer Bratpfanne bei mittlerer Hitze andünsten. Hühnchen zugeben und für 1-2 Minuten kochen. Gemüsebrühe hinzugeben und Schachtelhalm-sprossen zugeben. Temperatur herunterdrehen und für

4-5 Minuten köcheln oder bis die Sprossen zart aber noch knusprig sind.

Menge pro Portion:

Portion: 4 • Portionsgröße: 236 g

Kalorien: 135

Gesamtfett 6,0 g, Cholesterin 39 mg

Natrium 604 mg, Kalium 253 mg

Gesamtkohlenhydrate 1,0 g, Zucker 0,6 g

Proteine: 18,2 g

Vitamin A 0% • Vitamin C 0% • Kalzium 1% • Eisen 5%

12.   Basilikum-Hühnchen-Tomaten- und Käsepita

Basilikum ist entgiftend und harntreibend, was bei der Beseitigung von Nierensteinen hilft. Er reduziert den Harnsäurespiegel im Blut und reinigt die Nieren. Er enthält Essigsäure und andere ätherische Öle, die helfen die Steine zu zerstören. Die entzündungshemmenden Eigenschaften helfen auch den durch die Steine verursachte Schmerzen zu reduzieren.

Zutaten:

- 2 Stück Pitataschen
- 1 große Tomate, dünn geschnitten
- 100 g übriggebliebenes Hühnchen, geschnitten
- 1 EL frischer Basilikum
- 80 g Fetakäse, gewürfelt
- 1 EL Olivenöl

Zubereitung:

Alle Zutaten in einer Schüssel vermischen und alles in die Pitataschen stopfen. Pitataschen toasten und genießen!

Menge pro Portion:

Portion: 2 • Portionsgröße: 190 g

Kalorien: 258

Gesamtfett 17,2 g, Cholesterin 74 mg

Natrium 482 mg, Kalium 338 mg

Gesamtkohlenhydrate 5,2 g, Zucker 4,0 g

Proteine: 21,0 g

Vitamin A 20% • Vitamin C 21% • Kalzium 22% • Eisen 6%

13.   Hühnchen- und Eiersandwich-Salat

Sellerie hilft die Giftstoffe der Nierensteine zu entsorgen. Er wirkt auch harntreibend, was beim Abgang der Steine hilft.

Zutaten:

- 115 g Sellerie, gewürfelt
- 65 g übriggebliebenes Hühnchen, geschnitten
- 1 Blatt Römersalat, halbiert
- ½ EL Zwiebel, gewürfelt
- 1 Ei, hartgekocht
- 2 Scheiben Weizenbrot
- 2 EL Mayonnaise
- Prise Pfeffer

Zubereitung:

Eier für 8 Minuten kochen. Eier schälen. Stampfen wenn sie abgekühlt sind.

Sellerie, Hühnchen, Zwiebel, Ei und Mayonnaise in einer kleinen Schüssel vermengen. Rühren bis es gut vermengt ist. Römersalat auf eine Scheibe Brot legen. Hühnchen mit

Eimasse auf den Salat geben und mit der anderen Sandwichhälfte bedecken.

Menge pro Portion:

Portion: 2 • Portionsgröße: 95 g

Kalorien: 163

Gesamtfett 8,1 g, Cholesterin 86 mg

Natrium 288 mg, Kalium 174 mg

Gesamtkohlenhydrate 16,3 g, Zucker 3,1 g

Proteine: 6,7 g

Vitamin A 5% • Vitamin C 2% • Kalzium 5% • Eisen 7%

14.   Gebratener brauner Reis mit Brennnesselblätter

Brennnessel ist ein natürliches harntreibendes Mittel, das hilft den Wasserfluß durch Nieren und Blase konstant zu halten. Sie fördert die Vorteile des Wassers bei der Beseitigung von Nierensteinen.

Zutaten:

- 15 g Brennnesselblätter
- 115 g Rinderhack
- 80 g brauner Reis, übernacht eingeweicht (2:1 Wasser-Reis-Verhältnis)
- 2 EL Knoblauch
- 2 Frühlingszwiebeln, dünn geschnitten
- 1 EL Knoblauchpulver
- 1 Olivenöl

Zubereitung:

Brennnesselblätter kochen und abtropfen.

Zwiebeln und Knoblauch in Olivenöl in einer Bratpfanne bei mittlerer Hitze andünsten. Kochen bis Zwiebel glasig und Knoblauch braun ist. Rinderhack zugeben und für 1-2

Minuten kochen. Abgetropften braunen Reis, Brennnesselblätter und Knoblauchpulver zugeben. 720 ml Wasser zugeben. Temperatur herunterdrehen, zudecken und für ungefähr 25 Minuten köcheln. Heiß servieren.

Menge pro Portion:

Portion: 2 • Portionsgröße: 123 g

Kalorien: 375

Gesamtfett 2,6 g, Cholesterin 0 mg

Natrium 9 mg, Kalium 376 mg

Gesamtkohlenhydrate 79,3 g, Zucker 1,4 g

Proteine: 8,6 g

Vitamin A 3% • Vitamin C 10% • Kalzium 6% • Eisen 12%

15.   Granatapfelsalat

Granatäpfel sind reich an Phytochemikalien, die vor Herzkrankheiten schützen und entzündungshemmende, antitumoröse Eigenschaften haben. Der Saft und die Kerne des Granatapfels helfen Nierensteine zu vermeiden. Sie schwemmen Giftstoffe aus dem Körper und reduzieren den Säuregrad im Urin.

Zutaten:

- 100 g Römersalat, lose verpackt
- 4 EL Granatapfelsaft
- 4 EL natives Olivenöl extra
- 2 EL Weinessig
- Kerne eines ½ Granatapfels
- 1 EL Honig

Zubereitung:

Alle Zutaten außer die grünen Zutaten in einer Schüssel vermengen. Die Masse auf den Römersalat geben. Auf einen Teller geben und servieren.

Menge pro Portion:

Portion: 2 • Portionsgröße: 224 g

Kalorien: 303

Gesamtfett 28,1 g, Cholesterin 0 mg

Natrium 205 mg, Kalium 158 mg

Gesamtkohlenhydrate 33,9 g, Zucker 14,2 g

Proteine: 0,3 g

Vitamin A 0% • Vitamin C 8% • Kalzium 0% • Eisen 9%

16. Garnelen-Vinaigrette-Salat

Blattgemüse verfügt über einen hohen Magnesiumwert. Magnesium verhindert, dass sich Kalzium mit Oxalat verbinden kann. Dies beinhaltet die Hemmung der Kristallbildung und damit die Gefahr von Nierensteinen.

Zutaten:

- 225 g gemischter Salat, lose verpackt
- 160 g Garnelen, geschält und entdarmt

Dressing:

- 10 frische Basilikumblätter, sehr fein gehackt
- 4 EL Olivenöl
- 2 EL heißes Wasser
- 1 1/2 EL Apfelessig
- Prise Pfeffer

Zubereitung:

Garnele schälen und entdärmen. Mit Pfeffer würzen und dann dünsten bis sie hell orange sind. Mit dem Salat in eine mittelgroße Schüssel geben und zur Seite stellen.

Alle Zutaten für das Dressing in eine kleine Schüssel geben. Auf den Salat mit den Garnelen geben. Auf einen Teller geben und servieren.

Menge pro Portion:

Portion: 3 • Portionsgröße: 214 g

Kalorien: 279

Gesamtfett 19,0 g, Cholesterin 0 mg

Natrium 64 mg, Kalium 313 mg

Gesamtkohlenhydrate 23,9 g, Zucker 5,7 g

Proteine: 5,3 g

Vitamin A 157% • Vitamin C 10% • Kalzium 5% • Eisen 9%

17.   Aprikosensalat mit Croûtons

Aprikosen verfügen über einen hohen Kaliumwert, was gezeigt, dass es die Chance von Nierensteinen minimiert.

Zutaten:

- 2 Aprikosen, entsteint
- 1 mittelgroßer Römersalat
- 2 EL Weißweinessig
- 175 g Honig
- 1 EL frischer Basilikum
- 50 ml Pflanzenöl
- 15 g Croûtons

Zubereitung:

Weißweinessig, Honig und Pflanzenöl in einer kleinen Schüssel vermengen. In die Schüssel mit dem Salat geben. Aprikosen, Basilikum und eine Handvoll Croûtons zugeben. Servieren und Guten Appetit.

Menge pro Portion:

Portion: 2 • Portionsgröße: 221 g

Kalorien: 73

Gesamtfett 1,0 g, Cholesterin 0 mg

Natrium 62 mg, Kalium 343 mg

Gesamtkohlenhydrate 14,4 g, Zucker 4,8 g

Proteine: 2,1 g

Vitamin A 15% • Vitamin C 2% • Kalzium 2% • Eisen 27%

18.   Orangenchiffon-Kuchen

Orangen erhöhen den Citratwert im Urin, was den Kalziumwert im Urin vermindert und die Zahl der Kristallbildungen oder Nierensteinen reduziert.

Zutaten:

- 4 Eier

- 175 g Honig

- 90 g Mehl

- 2 EL Orangensaft

- 1/2 TL Orangenextrakt

Zubereitung:

Den Ofen auf 350°F (175°C) vorheizen.

Eier in einer mittelgroßen Schüssel aufschlagen und Honig zugeben. Mehl in die Eier-Honig-Mischung sieben und verrühren bis eine gleichmäßige Masse entsteht. Orangensaft und -extrakt zugeben. Den Teig in eine gefettete Kastenform geben und für 1 Stunde backen. Die Kastenform umdrehen bis der Kuchen herausfällt. Abkühlen und servieren.

19.   Gesüßter Traubensalat

Trauben sind reich an Antioxidantien, die den Körper gegen oxidativem Stress schützen und die ozidierenden freien Radikal im Körper neutralizieren. Sie reinigen die Leber und die Nieren wirksam, in dem sie die Harnsäure im Urin herausschwemmen.

Zutaten:

- 100 g rote Trauben, kernlos
- 100 g grüne Trauben, kernlos
- 230 g Sauerrahm
- 220 g Frischkäse
- 120 ml Dosenmilch
- 175 g Honig
- 1 TL Vanilleextrakt

Zubereitung:

Alle Zutaten in eine mittelgroße Schüssel geben und vermengen. Kalt servieren und Guten Appetit.

Menge pro Portion:

Portion: 4 • Portionsgröße: 201 g

Kalorien: 482

Gesamtfett 35,8 g, Cholesterin 102 mg

Natrium 252 mg, Kalium 383 mg

Gesamtkohlenhydrate 32,8 g, Zucker 28,6 g

Proteine: 9,5 g

Vitamin A 26% • Vitamin C 6% • Kalzium 23% • Eisen 5%

20. Wassermelonensuppe

Wassermelone ist harntreibend mit einem Wassergewicht von 95%. Sie unterstützt dabei die ganz kleinen Nierensteines auszuschwemmen. Sie ist auch reich an Kalium, ein Mineral, das die Fähigkeit hat, Nierensteine aufzulösen und den Rest zu verschwinden. Wassermelone ist auch reich an Lycopin und Stickoxid, die wichtige Bestandteile bei der Erhaltung der Nierengesundheit sind. Die schwarzen Kerne sind wichtig bei der Reinigung der Nieren, welche die Steine entfernen.

Zutaten:

- 910 g Wassermelone, geschält und gewürfelt
- 85 ml Limettensaft
- 3 EL Honig
- 1 EL frische Minze
- 90 ml Weißwein
- 2 EL Ingwer, gehackt
- 1 TL Koriander

Zubereitung:

Alle Zutaten vermengen und verarbeiten bis eine gleichmäßige Masse entsteht. Zudecken und für 4 Stunden kühl stellen. In gekühlten Schüsseln servieren.

<u>Menge pro Portion:</u>

Portion: 4 • Portionsgröße: 290 g

Kalorien: 149

Gesamtfett 0,5 g, Cholesterin 0 mg

Natrium 6 mg, Kalium 351 mg

Gesamtkohlenhydrate 34,5 g, Zucker 27,6 g

Proteine: 1,8 g

Vitamin A 28% • Vitamin C 42% • Kalzium 3% • Eisen 7%

21. Apfelkuchen

Äpfel verfügen über Citrat, eine Mischung, die die Entwicklung von Karbonatsteinen und Calciumoxalat hemmt. Sie sind eine reiche Quelle an Balaststoffen und Vitamin C, was wichtig ist um Infektionen abzuwehren.

Zutaten:

- 180 g Mehl
- 175 g Honig
- ½ TL Backnatron
- ¼ TL Zimt
- 3 Eier, geschlagen
- 100 ml Pflanzenöl
- 1 TL Vanilleextrakt
- 235 g Äpfel, gewürfelt
- 60 ml Apfelsaft

Zubereitung:

Den Ofen auf 350°F (175°C) vorheizen.

Für den Kuchen Mehl, Honig, Eier, Apfelsaft, Öl und Zimt in eine große Schüssel geben. Äpfel zugeben und gut mischen. Den Teig in eine gefettete 30 cm Springform geben und für 45 Minuten backen. In der Form für 25 Minuten abkühlen lassen.

Teig in eine gefettete und gemehlte 30 cm Springform geben. Bei 350°F (175°C) für 45-50 Minuten backen.

Menge pro Portion:

Portion: 5 • Portionsgröße: 143 g

Kalorien: 398

Gesamtfett 24,9 g, Cholesterin 98 mg

Natrium 164 mg, Kalium 139 mg

Gesamtkohlenhydrate 36,5 g, Zucker 6,3 g

Proteine: 7,3 g

Vitamin A 3% • Vitamin C 14% • Kalzium 2% • Eisen 14%

22.   Honigmelonen-Limetten-Shake

Limetten sind reich an Vitamin C, das Infektionen abwehrt und das Immunsystem stärkt. Sie sind reich an Antioxidantien und haben antibiotische und antitumoröse Eigenschaften. Sie verfügen über Flavonoide, die die Krebszellteilung unterbinden.

Zutaten:

- 5 Eiswürfel
- ½ Limette, geschält
- 2 EL Honig
- 340 g Honigmelone, gewürfelt
- 1 Minzblatt

Zubereitung:

Alle Zutaten in einem Minze vermengen, in gekühlte Gläser geben und mit einem Minzblatt garnieren.

Menge pro Portion:

Portion: 1 • Portionsgröße: 354 g

Kalorien: 234

Gesamtfett 0,6 g, Cholesterin 0 mg

Natrium 52 mg, Kalium 855 mg

Gesamtkohlenhydrate 60,1 g, Zucker 59,0 g

Proteine: 2,8 g

Vitamin A 211% • Vitamin C 191% • Kalzium 3% • Eisen 5%

23.   Gartensalat mit Grapefruit-Avocado-Dressing

Avocados sind eine hervorragende Quelle an Kalium, das die renale Ausscheidung von Kalzium verringert und das Risiko von Nierensteinbildung senkt.

Zutaten:

- 300 g gemischter Salat, lose verpackt
- 225 g Grapefruit
- 1 Avocado, geschält, entsteint und geschnitten
- 100 ml Olivenöl

Zubereitung:

Grapefruit, Avocado und Olivenöl in einer Küchenmaschine verrühren. Gut rühren und zur Seite stellen.

Gemischten Salat in eine Schüssel geben und mit Grapefruit-Avocado-Dressing begießen.

Menge pro Portion:

Portion: 5 • Portionsgröße: 253 g

Kalorien: 364

Gesamtfett 28,3 g, Cholesterin 0 mg

Natrium 53 mg, Kalium 505 mg

Gesamtkohlenhydrate 26,2 g, Zucker 8,0 g

Proteine: 5,2 g

Vitamin A 134% • Vitamin C 41% • Kalzium 5% • Eisen 8%

24. Kohl-Omelet

Kohl enthält einen hoher Vitamin C-Wert, der den Widerstand des Körpers gegen Infektionen und Entzündungen erhöht. Er hilft auch Verstopfung zu verhindern, was eine allgemeine Komplikation bei Nierenkranken ist. Er verfügt über einen niedrigen Natriumwert, was den Wasserrückhalt verhindert und unterstützt die Ausschwemmung von Nierensteinen mit dem Urin.

Zutaten:

- 25 g Kohl
- 30 g Cheddar, gerieben
- 1 EL Milch
- 1 EL Zwiebel
- 2 Eier
- 1 EL Olivenöl zum Kochen

Zubereitung:

Eier schlagen bis sie schaumig sind, langsam die Milch zugeben und erneut vermengen. Alle restlichen Zutaten zugeben.

Öl in einer Bratpfanne mit Antihaft-Beschichtung bei mittlerer Hitze erwärmen und die Eier-Masse langsam zugeben, gleichmäßig verteilen. Kochen bis die Eier fest sind und nicht länger flüssig, oder für ca. 1-2 Minuten. Das Omelet vorsichtig in der Mitte falten. Auf einem Teller servieren.

Menge pro Portion:

Portion: 1 • Portionsgröße: 174 g

Kalorien: 376

Gesamtfett 32,5 g, Cholesterin 358 mg

Natrium 309 mg, Kalium 199 mg

Gesamtkohlenhydrate 3,7 g, Zucker 2,5 g

Proteine: 18,9 g

Vitamin A 15% • Vitamin C 12% • Kalzium 28% • Eisen 11%

25. Gebratener Blumenkohl

Blumenkohl ist eine gute Quelle an Vitamin C und K, was gut für starke Knochen ist und die Skelettstruktur gesund hält. Er verfügt über entzündungshemmende, antioxidative, gerinnungshemmende und verkalkende Eigenschaften. Er hat auch entschlackende Eigenschaften, die die richtige Nährstoffaufnahme unterstützen und die Entsorgung der Giftstoffe aus dem Körper unterstützt.

Zutaten:

- 650 g Blumenkohl
- 150 g Hühnchen, gemahlen
- 1 EL Zwiebel
- 1 EL Karotten
- ½ TL Kardamom
- 1/8 TL Pfeffer
- 1 EL Olivenöl

Zubereitung:

Olivenöl in einer Bratpfanne bei mittlerer Hitze erwärmen und Zwiebeln andünsten bis sie glasig sind und der

Knoblauch leicht braun ist. Hühnchen zugeben, umrühren und kochen bis alles leicht braun ist. Karotten unterrühren und kochen bis sie zart sind. Blumenkohl und Kardamom zugeben. Herd ausschalten und Blumenkohl vorsichtig bei sehr niedriger Hitze anbraten um die Nährstoffe zu erhalten.

Menge pro Portion:

Portion: 1 • Portionsgröße: 368 g

Kalorien: 275

Gesamtfett 5,6 g, Cholesterin 110 mg

Natrium 151 mg, Kalium 1289 mg

Gesamtkohlenhydrate 13,1 g, Zucker 5,6 g

Proteine: 50,5 g

Vitamin A 24% • Vitamin C 157% • Kalzium 6% • Eisen 16%

26. Zwiebelsuppe mit Petersiliezweige

Zwiebel ist ein starkes und effektives Hausmittel/medizinisches Lebensmittel bei der Auflösung von Nierensteinen. Sie verfügt über antiseptische, harntreibende und entzündungshemmende Eigenschaften. Sie reinigt den Körper von Giften und unterstützt bei Harnwegsinfektionen.

Zutaten:

- 1 Zwiebel, ganz

- 125 g Hühnchen, zerkleinert

- 1 EL Rosmarinzweige

- 100 g Frühlingszwiebeln, gewürfelt

- 1/8 TL Pfeffer

- 1 Ei

Zubereitung:

Ganze Zwiebel in 1 l Wasser kochen. Hühnchen zugeben und für 5-7 Minuten köcheln bis das Hühnchen komplett gekocht ist. Frühlingszwiebeln, Petersilie, Pfeffer und Ei zugeben. Kurz umrühren und vom Herd nehmen.

Menge pro Portion:

Portion: 1 • Portionsgröße: 398 g

Kalorien: 352

Gesamtfett 9,0 g, Cholesterin 271 mg

Natrium 172 mg, Kalium 782 mg

Gesamtkohlenhydrate 18,4 g, Zucker 7,4 g

Proteine: 49,3 g

Vitamin A 31% • Vitamin C 53% • Kalzium 15% • Eisen 23%

27.   Hühnchen-Quesadilla mit Knoblauch-Aioli

Knoblauch wird als natürliches Antibiotikum betrachtet, um eine Vielzahl an Infektionen zu behandeln. Er unterstützt bei der Beseitigung von Giftstoffen, verbessert den Blutkreislauf und reinigt das Blut, was ganz wichtig für Nierenpatienten ist.

Zutaten:

- 3 mittelgroße Knoblauchzehen
- 1 EL natives Olivenöl extra
- 1/8 TL Basilikum
- 230 g Mayonnaise
- 60 ml Zitronensaft
- 2 EL Mozzarella, gerieben
- ½ EL Senf
- 1/8 TL Cayennepfeffer
- 1/8 TL Petersilie
- 1 EL Olivenöl
- 2 Mais-Tortillas

Zubereitung:

Den Ofen auf 425°F (220°C) vorheizen.

Um den Knoblauch anzurüsten benötigt man einen ganzen Knoblauch und schneidet das obere Ende ab, damit die Zehen herausschauen. In Alufolie wickeln, mit Olivenöl beträufeln und mit Basilikum und Pfeffer bestreuen. Für 35-45 Minuten backen. Aus der Folie nehmen und abkühlen lassen. Die Zehen drücken um die Schale zu entfernen.

Gerösteten Knoblauch, Zitronesaft, Mayonnaise, Senf, Pfeffer und Cayennepfeffer in die Küchenmaschine geben. Die Zutaten in einer Küchenmaschine gut verrühren. Kühl stellen. Mit Petersilie garnieren.

Eine Lage Tortilla mit Mozzarella gefolgt von einer Schicht Knoblauch-Aioli. Mit einem weiteren Tortilla bedecken. Für 1 Minute in die Mikrowelle. Heiß genießen!

Menge pro Portion:

Portion: 3 • Portionsgröße: 172 g

Kalorien: 413

Gesamtfett 34,9 g, Cholesterin 30 mg

Natrium 674 mg, Kalium 47 mg

Gesamtkohlenhydrate 20,5 g, Zucker 5,6 g

Proteine: 6,7 g

Vitamin A 4% • Vitamin C 16% • Kalzium 0% • Eisen 2%

28.   Hühnchen mit Kirschsalat

Kirschen sind reich an Kalium, Antioxidantien und Anthocyane, Chemikalien, die verhindern, dass sich sich Harnsäure zu Kristalle bildet. Das Kalium in den Kirschen macht den Urin alkalisch.

Zutaten:

- 1 mittelgroßer Römersalat
- 130 g übriggebliebenes Hühnchen, geschnitten
- 170 g Kirschen
- 125 g Senf
- 230 g Mayonnaise
- 1 EL Honig

Zubereitung:

Für das Dressing Senf, Mayonnaise und Honig in eine mittelgroße Schüssel geben.

Salat, Hühnchen und Kirschen in eine separate Schüssel geben. Dressing drüber geben und servieren.

Menge pro Portion:

Portion: 3 • Portionsgröße: 266 g

Kalorien: 536

Gesamtfett 35,4 g, Cholesterin 56 mg

Natrium 594 mg, Kalium 430 mg

Gesamtkohlenhydrate 37,0 g, Zucker 13,6 g

Proteine: 21,3 g

Vitamin A 4% • Vitamin C 16% • Kalzium 16% • Eisen 34%

29.   Orangen-Cranberry-Kuchen

Cranberry sind bekannt für die Vermeidung von Harnwegsinfektionen und deshalb nützlich bei der Vermeidung der Bildung von Struvitsteinen. Diese Art von Stein aus Ammonium, Phosphate und Magnesium kommt nur in Verbindung mit Harnwegsinfekten vor. Cranberrysaft enthält Polyphenole, was antibakterielle und antivirale Eigenschaften hat. Sie bietet ebenfalls antioxidative Eigenschaften zur Vermeidung des Alterns. Da sie einen hohen Säuregehalt hat, blockiert sie, dass sich die Bakterien an die Niere heften können. Cranberries sind auch reich an Vitamin C, das das Immunsystem stärkt.

Zutaten:

- 120 g Cranberries
- 1 TL Orangenschale, gerieben
- 60 ml Orangensaft
- 250 g Mehl
- 250 ml Olivenöl
- 175 g Honig

- 4 Eier

- 2 EL Wasser

- 1 TL Vanilleextrakt

- 1 TL Zimt

Zubereitung:

Den Ofen auf 350°F (175°C) vorheizen.

Cranberries, Orangensaft, Orangenschale, Zimt, Vanilleextrakt, Honig und Olivenöl in eine Rührschüssel geben und mit einem Pürierstab verquirlen bis es gleichmäßig und cremig ist. Mehl und 1 Ei zugeben und verrühren. Weiter Mehl und 1 Ei nach einander zugeben bis die Masse eine gleichmäßige Konsistenz hat. Teig in eine gefettete, recheckige Brotform geben. Im Ofen für ca. 50-60 Minuten backen.

Menge pro Portion:

Portion: 12 • Portionsgröße: 85 g

Kalorien: 333

Gesamtfett 27,4 g, Cholesterin 123 mg

Natrium 204 mg, Kalium 78 mg

Gesamtkohlenhydrate 17,7 g, Zucker 1,0 g

Proteine: 4,3 g

Vitamin A 18% • Vitamin C 12% • Kalzium 2% • Eisen 8%

30. Kokosnuss-Ananas-Smoothie

Kokosnuss enthält einen hohen Kaliumwert, der beim Auflösen von Nierensteinen hilft. Sie spielt auch eine wichtige Rolle beim Alkalisieren des Urins und daraufhin auch bei der Vermeidung von Nierensteinbildung.

Zutaten:

- 240 ml Kokoswasser
- 225 g Ananas, gewürfelt
- 280 g Kokosnussfleisch, gerieben
- 6 Eiswürfel

Zubereitung:

Alle Zutaten in einen Mixer geben, vermengen und genießen!

Menge pro Portion:

Portion: 6 • Portionsgröße: 108 g

Kalorien: 247

Gesamtfett 22,9 g, Cholesterin 0 mg

Natrium 14 mg, Kalium 278 mg

Gesamtkohlenhydrate 11,9 g, Zucker 6,5 g

Proteine: 2,4 g

Vitamin A 0% • Vitamin C 28% • Kalzium 1% • Eisen 35%

31.   Graupenrisotto

Gerste verhindert die Bildung von Nierensteinen. Sie reinigt die Nieren in dem sie den toxischen Müll über den Urin aus dem Körper ausschwemmt. Gerste ist reich an Ballaststoffen, die für die Ausscheidung von Kalzium im Urin notwendig sind.

Zutaten:

*   300 g Gerste, über Nacht einweichen (1:2 Gerste-Wasser-Verhältnis)

*   1 EL Knoblauch

*   720 ml Hühnerbrühe

*   2 EL Zwiebel

*   2 TL Olivenöl

*   2 EL Parmesan, gerieben

*   65 g übriggebliebenes Hühnchen, geschnitten

*   75 g Karotten, gewürfelt

*   90 g Mais

Zubereitung:

Zwiebeln in Olivenöl in einer Bratpfanne bei mittlerer Hitze andünsten, bis sie glasig sind. Hühnchen, Karotten, Mais und Hühnerbrühe zugeben. Mit dem Lorbeerblatt erwärmen und köcheln lassen. Knoblauch zugeben und dann die Gerste. Temperatur herunterdrehen und für 45-50 Minuten köcheln oder bis die Gerste gekocht ist. Mit Parmesan und Petersilie garnieren, auf einen Teller geben und heiß servieren.

Menge pro Portion:

Portion: 5 • Portionsgröße: 236 g

Kalorien: 236

Gesamtfett 3,2 g, Cholesterin 4 mg

Natrium 484 mg, Kalium 342 mg

Gesamtkohlenhydrate 46,0 g, Zucker 2,1 g

Proteine: 8,0 g

Vitamin A 38% • Vitamin C 4% • Kalzium 4% • Eisen 14%

32.   Cremige Rote Bohnensuppe

Kidneybohnen sind eine hervorragende Quelle an Folate, Ballaststoffe, Kupfer und Molybdän. Kidneybohnen sind eine gute Quelle an Mangan, Phosphor, Proteine, Vitamin B1, Eisen und Kalium. Sie normalisieren das Urinieren und erhöht die Urinmenge. Sie unterstützen bei der Behandlung von Harnwegsinfekten.

Zutaten:

- 1 EL Olivenöl

- 2 EL Knoblauchzehe, gehackt

- 2 EL Zwiebel, gewürfelt

- 2 (450 g) Dosen rote Kidneybohnen

- 1 TL Knoblauchpulver

- ¼ TL schwarzer Pfeffer, gemahlen

- 90 g grüne Paprika, gewürfelt

- 600 ml Hühnerbrühe

- 1 EL Koriander

Zubereitung:

Olivenöl in einer großen Bratpfanne bei mittlerer Hitze erwärmen. Knoblauch und Zwiebeln andünsten bis sie durch sind. Kidneybohnen, Knoblauchpulver, Paprika und Pfeffer unterrühren. Hühnerbrühe zugeben. Temperatur herunterdrehen und für 1,5-2 Stunden köcheln lassen oder bis die Kidneybohnen durch sind und die Konsistenz glatt und cremig ist.

Menge pro Portion:

Portion: 8 • Portionsgröße: 202 g

Kalorien: 408

Gesamtfett 3,2 g, Cholesterin 0 mg

Natrium 253 mg, Kalium 1575 mg

Gesamtkohlenhydrate 71,3 g, Zucker 3,1 g

Proteine: 26,1 g

Vitamin A 4% • Vitamin C 22% • Kalzium 10% • Eisen 43%

33.   Uva-Ursi-Smoothie

Die Uva-Ursi ist als Bärentraube bekannt, da die Bären die Beeren dieser Pflanze gerne essen. Sie wird verwendet um Nierensteine zu behandeln und weiteren Blasenleiden. Sie verfügen über eine natürliche Verbindung, Arbutin, was eine harntreibende Wirkung hat, das den Harndrang fördert. Wie es durch die Nieren wandert, reinigt es die schädlichen Organismen. Die adstringierende Eigenschaften reduzieren Irritationen und fördert die Ausscheidung von toxischen Müll. Die anti-lithischen Eigenschaften hindert die Kristallbildung in der Niere.

Zutaten:

- ½ TL Uva-Ursi-Blätter
- 1 Banane
- 175 g Honig
- 1 TL Vanilleextrakt
- 230 g Naturjoghurt

Zubereitung:

Uva-Ursi-Blätter mit 240 ml Wasser für 20 Minuten köcheln lassen. Abkühlen.

In den Mixer geben und die anderen Zutaten zugeben. Gut verrühren, gekühlt servieren.

<u>Menge pro Portion:</u>

Portion: 2 • Portionsgröße: 182 g

Kalorien: 140

Gesamtfett 1,7 g, Cholesterin 7 mg

Natrium 86 mg, Kalium 498 mg

Gesamtkohlenhydrate 22,1 g, Zucker 15,8 g

Proteine: 7,6 g

Vitamin A 2% • Vitamin C 10% • Kalzium 23% • Eisen 1%

34.   Rote und grüne Trauben

Trauben verfügen über einen hohen Wert an Vitamin B6, K, C, Thiamin und Resveratrol mit anti-ageing, antitumoröse, antivirale und entzündungshemmende Eigenschaften hat. Sie bieten Anthocyan, was das Risiko von Herzkrankheiten verringert.

Zutaten:

- 75 g rote und grüne Trauben
- 80 ml Weißweinessig
- 1 EL frischer Oregano
- 1 TL Knoblauchzehe, zerdrückt
- 200 ml Olivenöl

Zubereitung:

Alle Zutaten miteinander verquirlen bis es eine gleichmäßige Masse gibt. Im Kühlschrank kühl stellen.

Dressing drüber geben.

Menge pro Portion:

Portion: 3 • Portionsgröße: 124 g

Kalorien: 603

Gesamtfett 67,4 g, Cholesterin 0 mg

Natrium 2 mg, Kalium 92 mg

Gesamtkohlenhydrate 5,5 g, Zucker 3,9 g

Proteine: 0,4 g

Vitamin A 3% • Vitamin C 3% • Kalzium 3% • Eisen 5%

35.   Kalte Pflaumensuppe

Pflaumen beinhlaten eine große Menge an Vitamin C und Pflanzeninhaltsstoffen, die bekannt sind Diabetes, Arthritis, kognitive Erkrankungen und Herzerkrankungen. Sie sind ein wirksames Abführmittel aufgrund von Sorbitol-, Isatin- und Fasergehalts.

Zutaten:

- 10 Pflaumen, halbiert und entsteint
- 120 ml Wasser
- 175 g Honig
- 1 Kugel Zitrone-Basilikum-Eis

Zubereitung:

Pflaumen in Wasser in einem Topf bei niedriger Hitze kochen und Honig zugeben. Kochen bis sie fertig sind und Säfte freigesetzt sind. Vom Herd nehmen. Pflaumen abseihen, abkühlen und kühl mit Zitrone-Basilikum-Eis servieren.

Menge pro Portion:

Portion: 3 • Portionsgröße: 261 g

Kalorien: 71

Gesamtfett 0,4 g, Cholesterin 0 mg

Natrium 1 mg, Kalium 229 mg

Gesamtkohlenhydrate 17,9 g, Zucker 15,7 g

Proteine: 1,0 g

Vitamin A 11% • Vitamin C 22% • Kalzium 0% • Eisen 2%

36.   Petersilienpesto-Pasta

Petersilie ist bekannt für ihre nierenreinigenden Eigenschaften durch 2 wirksame Zutaten, Myristicin und Apiol, die harntreibende Eigenschaften haben.

Zutaten:

- 25 g frische Petersilie
- 2 EL Knoblauchzehe, fein gehackt
- ½ TL Knoblauchpulver
- 100 g Parmesan, gerieben
- 150 ml Olivenöl
- 100 g Pasta

Zubereitung:

Pasta nach Packungsanleitung kochen.

Alle Zutaten in eine Küchenmaschine geben und vermengen bis eine gleichmäßige Konsistenz entstanden ist. Mit Pasta servieren und genießen!

Menge pro Portion:

Portion: 2 • Portionsgröße: 170 g

Kalorien: 818

Gesamtfett 77,0 g, Cholesterin 37 mg

Natrium 31 mg, Kalium 297 mg

Gesamtkohlenhydrate 32,6 g, Zucker 0,5 g

Proteine: 7,2 g

Vitamin A 51% • Vitamin C 71% • Kalzium 6% • Eisen 21%

37.   Knusprig frittierte Kochbanane

Kochbanane ist eine der besten natürlichen Heilmittel bei Nierensteinen. Es ist bewiesen, dass die Blätter der Kochbanane wirksam die Nierensteine auflösen. Der Stengel der Kochbanane soll wirksam bei der Beseitung von Nierensteinen im Harntrakt sein. Deshalb verwendet diese traditionelle Medizin dies bei der Behandlung von blutigem und trübem Harn, Prostata und Nierensteinen.

Zutaten:

- 350 g reife Kochbananen, dünn geschnitten
- 3 EL Mehl
- 50 ml Olivenöl

Zubereitung:

Olivenöl in einer Bratpfanne bei mittlerer Hitze erwärmen und die mit Mehl bestäubten Stücke braten. Braten bis die Kochbanane goldbraun ist.

Das überflüssige Öl entfernen, in dem die Bananen auf einem Teller mit einer Serviette gelegt werden, bevor sie auf eine Servierplatte kommen. Heiß und knusprig genießen.

Menge pro Portion:

Portion: 2 • Portionsgröße: 261 g

Kalorien: 530

Gesamtfett 26,1 g, Cholesterin 0 mg

Natrium 9 mg, Kalium 1120 mg

Gesamtkohlenhydrate 79,7 g, Zucker 33,3 g

Proteine: 4,1 g

Vitamin A 50% • Vitamin C 68% • Kalzium 1% • Eisen 10%

38.   Rosmarin-Hühnchen-Sandwich

Rosmarin, wenn regelmäßig verzehrt, erhöht den Urinfluss und reduziert die Anfälligkeit der Entstehung von Nierensteinen. Er hemmt in erster Linie den Harnstoff, der zu Steinbildung beiträgt.

Zutaten:

- 65 g übriggebliebenes Hühnchen, geschnitten
- 1 EL Zwiebel, gewürfelt
- 1 EL fettarmer Naturjoghurt
- 1 EL Mayonnaise
- 1/2 TL Rosmarin
- 1/2 TL Dijonsenf
- 1/8 TL Salz
- 1/8 TL schwarzer Pfeffer
- 2 Scheiben Weizenbrot

Zubereitung:

Alle Zutaten in eine kleine Schüssel geben. Gut verrühren. Großzügig auf eine Scheibe Weizenbrot verteilen. Mit einer weiteren Brotscheibe zudecken und genießen!

Menge pro Portion:

Portion: 1 • Portionsgröße: 170 g

Kalorien: 321

Gesamtfett 9,3 g, Cholesterin 59 mg

Natrium 744 mg, Kalium 334 mg

Gesamtkohlenhydrate 29,3 g, Zucker 5,6 g

Proteine: 28,8 g

Vitamin A 2% • Vitamin C 2% • Kalzium 11% • Eisen 13%

39.   Wassermelonen- und Feta-Salat

Regelmäßiger Verzehr von Wassermelone reinigt die Nieren. Ihre harntreibende Wirkung erhöht die Urinausgabe und daraus resultierend die Verhinderung von Nierensteinen. Diese Frucht ist reich an Kalium, was vorteilhaft für das Auflösen von Nierensteinen ist, lindert den Schmerz wenn die Steine abgehen und unterstützt den Körper indem sie beseitigt werden.

Zutaten:

- 300 g Wassermelone, gewürfelt

- 225 g gemischter Salat, lose verpackt

- 15 g Rucola

- 110 g Fetakäse, gewürfelt

- 3 EL Balsamico-Essig

- 50 ml Olivenöl

Zubereitung:

Alle Zutaten in eine Salatschüssel geben. Verrühren, servieren und Guten Appetit.

Menge pro Portion:

Portion: 3 • Portionsgröße: 359 g

Kalorien: 396

Gesamtfett 25,2 g, Cholesterin 33 mg

Natrium 486 mg, Kalium 473 mg

Gesamtkohlenhydrate 33,3 g, Zucker 13,6 g

Proteine: 11,3 g

Vitamin A 173% • Vitamin C 25% • Kalzium 25% • Eisen 12%

40.   Gesüßte cremige Banane

Bananen sind sehr reich an Magnesium und Kalium, das die Bildung von Nierensteinen vorbeugt. Das Magnesium verbindet sich mit Oxalaten, die in Nahrungsmittel vorhanden sind, die das Wachstum eines bestimmten Typs des Nierensteins, Calciumoxalat-Kristall, hindern. Andererseits gleicht Kalzium den Säuregehalt von Urin aus, da es die Bildung von Calciumoxalat-Kristallen verhindert.

Zutaten:

- 6 reife Kochbananen, der Länge nach halbiert
- 90 g Honig
- 60 ml gesüßte Dosenmilch
- 1/8 TL Zimtpulver
- 200 ml Pflanzenöl

Zubereitung:

Pflanzenöl in einer Bratpfanne bei niedriger Hitze erwärmen und die Bananen anbraten. Sobald sie goldbraun ist, Honig auf die Bananen geben bis sie komplett bedeckt sind. Sobald sie dunkelbraun sind, vom Herd nehmen, auf eine Servierplatte legen und gesüßte Dosenmilch drüber geben. Mit Zimt bestreuen.

Menge pro Portion:

Portion: 5 • Portionsgröße: 247 g

Kalorien: 363

Gesamtfett 2,1 g, Cholesterin 5 mg

Natrium 29 mg, Kalium 1138 mg

Gesamtkohlenhydrate 90,8 g, Zucker 54,5 g

Proteine: 4,0 g

Vitamin A 49% • Vitamin C 67% • Kalzium 5% • Eisen 8%

41.   Vegetarische Pizza

Spargel erhöht die Urinproduktion und verhindert Steine in der Niere und der Blase. Er enthält einen hohen Wert an Vitamin C, E, B6, Ballaststoffen und Folsäure.

Zutaten:

- 125 g Spargel, geschnitten in 5 cm große Stücke
- 90 g Paprika
- 125 g Dijonsenf

Pizzateig:

- 125 g Mehl
- 1 EL Hefe
- 2 EL Honig
- 2 EL Olivenöl
- 120 ml warmes Wasser

Karamelisierte Zwiebeln:

- 5 EL Olivenöl
- 1,1 kg weiße Zwiebeln, dünn geschnitten
- 2 EL Honig

Zubereitung:

Die Zwiebeln karamelisieren in dem die Zwiebeln in Olivenöl angedünstet werden. Zwiebel kochen bis sie weich sind oder für ca. 20 Minuten. Honig zugeben und rühren. Die braunen Stücke aus der Pfanne nehmen, um einen verbrannten Geschmack zu vermeiden. Vom Herd nehmen.

Den Ofen auf 500°F (260°C) vorheizen.

Für den Pizzateig die Hälfte des Mehls, Hefe und Honig vermengen. Warmes Wasser und Olivenöl zugeben. Vermengen bis eine gleichmäßige Konsistenz entsteht. Den Teig auf einer bemehlten Oberfläche kneten, allmählich Mehl zugeben bis der Teig nicht mehr an den Händen klebt. Teig kneten bis er gleichmäßig und elastisch ist. Eine Rührschüssel einfetten. Teig in die Schüssel geben. An einen warmen Platz stellen und für 25 Minuten gehen lassen. Nach dem Gehen, Teig auf ein Backblech mit Backpapier geben. Den Teig kreisförmig ausbreiten.

Dijonsenf auf die ungebackene Kruste geben. Mit karamelisierten Zwiebeln belegen. Mit Paprika und Spargel garnieren. Für 15 Minuten backen und genießen.

Menge pro Portion:

Portion: 5 • Portionsgröße: 368 g

Kalorien: 396

Gesamtfett 19,8 g, Cholesterin 18 mg

Natrium 346 mg, Kalium 521 mg

Gesamtkohlenhydrate 51,0 g, Zucker 17,7 g

Proteine: 7,9 g

Vitamin A 15% • Vitamin C 49% • Kalzium 8% • Eisen 17%

42.   Fruchtsalat mit Ingwerjoghurt

Ingwer hat entzündungshemmende, antibakterielle, antivirale und antiparasitäre Eigenschaften. Er verhindert Nierensteinen in dem er sie auflöst. Er verfügt auch über eine natürliche, harntreibende Wirkung, die hilft die Nierensteine und anderen toxischem Müll auszuschwemmen.

Zutaten:

- 225 g Ananas, geschnitten

- 3 Navelorangen, geschält und gewürfelt

- 60 g Cranberries, getrocknet

- 2 EL Honig

- 1/4 TL Zimt

- 450 g griechischer Joghurt

- 150 g kristallisierter Ingwer, gemischt

- 265 g Honig

- 40 g Graham Cracker-Brösel

Zubereitung:

Ananas, Orangen, getrocknete Cranberries, Honig und Zimt vermengen. Mit Frischhaltefolie bedecken und für 1 Stunde kühl stellen. Joghurt und Ingwer in einer Schüssel vermischen. Mit Graham Cracker-Brösel bestreuen. Guten Appetit!

Menge pro Portion:

Portion: 5 • Portionsgröße: 276 g

Kalorien: 214

Gesamtfett 2,9 g, Cholesterin 5 mg

Natrium 106 mg, Kalium 421 mg

Gesamtkohlenhydrate 37,4 g, Zucker 26,4 g

Proteine: 11,1 g

Vitamin A 6% • Vitamin C 130% • Kalzium 15% • Eisen 5%

43. Cremige Hühnchen-Makkaroni-Suppe

Sellerie ist ein wirksames harntreibendes Mittel, das die Giftstoffe und Müll aus der Niere und dem Harntrakt ausschwemmt. Dieses Merkmal macht den Sellerie wirksam beim Ausschwemmen von Nierensteinen. Er ist auch reich an Vitamin C, das als Antioxidant unterstützt.

Zutaten:

- 130 g übriggebliebenes Hühnchen, geschnitten
- 200 g Makkaroni, ungekocht
- 1 Dose Kondensmilch
- 75 g Karotten, gewürfelt
- 115 g Sellerie, gewürfelt
- 1,2 l Hühnerbrühe
- 1 EL Zwiebel
- 1 EL Olivenöl

Zubereitung:

Zwiebeln in Olivenöl in einer Bratpfanne bei mittlerer Hitze andünsten, bis sie glasig sind. Hühnchen, Hühnerbrühe, Kondensmilch und Makkaroni zugeben. Für

10 Minuten bei niedriger Hitze köcheln. Gemüse zugeben und für 2 Minuten oder bis das Gemüse weich ist kochen. Vom Herd nehmen und heiß servieren.

Menge pro Portion:

Portion: 7 • Portionsgröße: 291 g

Kalorien: 256

Gesamtfett 8,0 g, Cholesterin 31 mg

Natrium 627 mg, Kalium 454 mg

Gesamtkohlenhydrate 28,4 g, Zucker 7,1 g

Proteine: 16,7 g

Vitamin A 29% • Vitamin C 3% • Kalzium 16% • Eisen 9%

WEITERE TITEL DIESES AUTORS

70 Effektive Rezepte um Übergewicht zu Vermeiden und Gewicht zu Verlieren: Fett schnell verbrennen durch die Verwendung von richtiger Diät und kluger Ernährung

von

Joe Correa CSN

48 Rezepte zur Verminderung von Akne: Der schnelle und natürliche Weg zum Beheben Ihres Akne-Problems in weniger als 10 Tagen!

von

Joe Correa CSN

41 Rezepte zur Vorbeugung von Alzheimer: Verringern oder Beseitigung des Alzheimer Zustandes in 30 Tagen oder weniger!

von

Joe Correa CSN

70 wirksame Rezepte bei Brustkrebs: Vorbeugen und bekämpfen von Brustkrebs mit kluger Ernährung und kraftvollen Lebensmitteln

von

Joe Correa CSN

www.ingramcontent.com/pod-product-compliance
Lightning Source LLC
Chambersburg PA
CBHW051033030426
42336CB00015B/2860